DE L'EFFICACITÉ

DU

TRAITEMENT ANTI-CHOLÉRIQUE

D'ALIBERT,

A L'HÔPITAL ST-LOUIS, PENDANT L'ÉPIDÉMIE DE 1832,

SUIVI

DE CONSIDÉRATIONS PRATIQUES SUR LES SOINS PARTICULIERS QU'EXIGE
LA CONVALESCENCE DES CHOLÉRIQUES, ET DE L'EXPOSÉ
DES MOYENS PROPRES A COMBATTRE
L'INFLUENCE ÉPIDÉMIQUE.

PAR

M. LE Dr DUCHESNE-DUPARC,

ANCIEN INTERNE D'ALIBERT, PROFESSEUR DE CLINIQUE DES MALADIES
DE LA PEAU, ETC., ETC.

Prix : 50 centimes.

PARIS,

CHEZ AD. BLONDEAU, IMPRIMEUR, RUE DU PETIT-CARREAU, 52,
ET CHEZ TOUS LES LIBRAIRES.

1849.

DE L'EFFICACITÉ

DU

TRAITEMENT ANTI-CHOLÉRIQUE

D'ALIBERT.

Ce travail devait paraître il y a déjà plusieurs mois, à l'époque où quelques cas de choléra furent observés dans les hôpitaux de Paris; mais leur nombre heureusement fort restreint, l'incertitude exprimée par les principaux organes de la presse médicale sur leur véritable caractère, et surtout l'absence de nouveaux cas morbides, décidèrent l'auteur à reculer sa publication. Aujourd'hui que l'invasion d'une nouvelle épidémie de choléra n'est plus contestable, M. Duchesne-Duparc croit utile de rappeler un traitement qu'il a vu couronné de nombreux succès.

DE L'EFFICACITÉ

DU

TRAITEMENT ANTI-CHOLÉRIQUE

D'ALIBERT,

A L'HÔPITAL ST-LOUIS, PENDANT L'ÉPIDÉMIE DE 1832,

SUIVI

DE CONSIDÉRATIONS PRATIQUES SUR LES SOINS PARTICULIERS QU'EXIGE
LA CONVALESCENCE DES CHOLÉRIQUES, ET DE L'EXPOSÉ
DES MOYENS PROPRES A COMBATTRE
L'INFLUENCE ÉPIDÉMIQUE.

PAR

M. le Dr DUCHESNE-DUPARC,

ANCIEN INTERNE D'ALIBERT, PROFESSEUR DE CLINIQUE DES MALADIES
DE LA PEAU, ETC., ETC.

Prix : 50 centimes.

PARIS,

CHEZ AD. BLONDEAU, IMPRIMEUR, RUE DU PETIT-CARREAU, 52,

ET CHEZ TOUS LES LIBRAIRES.

1849.

DE L'EFFICACITÉ

DU

TRAITEMENT ANTI-CHOLÉRIQUE

D'ALIBERT.

Les questions relatives au choléra prennent un caractère de véritable importance, depuis que la science a constaté autour de nous des cas assez nombreux de cette redoutable affection, pour donner à penser que notre atmosphère a perdu, dès à présent, de sa pureté et de son innocuité habituelles.

Si l'on tient compte des statistiques faites dans les contrées du nord de l'Europe, il nous reste l'espoir qu'une nouvelle épidémie, en cas qu'elle vint à se constituer, sévirait avec moins de violence, et permettrait au praticien des succès plus nombreux.

Depuis l'époque fatale de 1832, l'hygiène publique a fait d'incontestables progrès ; des travaux d'assainissement considérables ont été exécutés, tant à Paris et les principales villes de la République, que dans une foule d'autres localités. Tout semble donc se réunir pour nous inspirer confiance et résignation : loin de moi, certainement, la pensée de chercher à détruire systématiquement une aussi douce perspective ; mais, quand on réfléchit à la marche si capricieuse des épidémies, quand on les voit décimer des populations au milieu d'autres qu'elles effleurent à peine, bien que placées, en apparence, dans des conditions moins favorables : quand on les voit se mettre en opposition avec toutes les lois physiques, déjouer tous les calculs, je demande s'il serait logique et sage de s'endormir dans une fausse sécurité, et s'il n'y aurait pas plus de philosophie, et surtout plus d'humanité, à éveiller l'attention des populations et à les préparer à vaincre l'ennemi qui les menace, en rappelant d'utiles précautions et en faisant connaître des moyens de traitement dont l'expérience a constaté l'efficacité.

Je viens apporter dans cette grave question mon contingent d'expérience ; j'ai vécu pendant toute la durée de l'épidémie de 1832, au milieu de deux mille cholériques reçus à l'hôpital Saint-Louis : plus de trois cents malades ont été traités dans le service dont la surveillance m'était confiée comme élève interne : je les visitais à chaque instant du jour, souvent même pendant la nuit : aucun des caractères que le mal est susceptible de prendre, n'a donc pu échapper à mon attention, et il m'a été facile de suivre, relativement à chacun d'eux, les effets du traitement adopté par Alibert, traitement auquel nous avons dû le bonheur d'obtenir l'un des chiffres les moins élevés en mortalité.

Bien que tout ce qui a rapport à l'épidémie soit resté profondément gravé dans ma mémoire, j'ai voulu cependant consulter de nouveau mes relevés et mes notes avant de consigner ici mes différentes opinions.

Je rappelerai comme premier fait important, que j'ai positivement constaté, qu'aucun des malades qu'il m'a été possible d'interroger, ou sur lesquels j'ai reçu des renseignements exacts, n'a été, ce qu'on peut appeler, *foudroyé* par le choléra ; chez tous, des symptômes plus ou moins marqués de malaise et d'indisposition ont précédé l'attaque.

En parlant du *vertige*, comme d'un symptôme précurseur fort ordinaire chez les cholériques de la Russie, je ne pense pas qu'on ait voulu signaler un caractère nouveau : car, j'ai eu, il y a quinze ans, de fréquentes occasions de l'observer ; c'est principalement du côté des voies digestives que se montraient alors, comme aujourd'hui, les premiers désordres ; la plupart des malades commencent par éprouver de l'inappétence, des coliques, de la diarrhée, de la prostration, etc. Je vais traiter dans autant d'articles séparés, 1°, de la cholérine, 2°, du choléra asiatique (forme algide : forme saburrhale), 3°, de l'état typhoïde, 4°, de la convalescence et comme questions accessoires; **A.** Des moyens propres à réchauffer les cholériques; **B.** De la part qu'il convient de faire aux évacuations sanguines dans le traitement du choléra; **C.** Des précautions à prendre contre l'influence épidémique; **D.** Du caractère contagieux.

CHOLÉRINE.

L'état morbide désigné sous ce nom, et qui peut être considéré comme représentant le premier degré de l'infection épidémique, a réellement plus d'importance que certains auteurs ne semblent disposés à lui en accorder. Si bien souvent, il ne constitue qu'une simple indisposition passagère, sous forme d'embarras gastrique, avec conditions anormales du système nerveux, sa durée entraîne rapidement de plus graves conséquences, et ce qui prouve qu'on doit le considérer comme une cause prédisposante du choléra, c'est que les symptômes qui le caractérisent, se sont montrés chez les neuf dixièmes des cholériques, pendant plusieurs jours avant l'attaque.

Quoi qu'il en soit, cependant, de la fréquente gravité de la cholérine, Alibert ne songea pas à lui opposer un traitement exclusif : il pensa que dans une affection ou malgré le trouble fonctionnel, il est presque toujours possible d'isoler dans l'examen chaque foyer morbide, on devait laisser la part d'influence à l'âge et à la constitution; qu'en pareil cas, la médecine des symptômes est toujours la plus sûre, et souvent même la seule logique. On doit, du reste, se rappeler que c'est particulièrement à propos de la cholérine, que les recueils médicaux ont eu à enregistrer tant de merveilleuses recettes. Ici, l'on vantait les opiacés; là, les astringents; l'un préférait les excitants diffusibles; l'autre les évacuants, et chaque praticien appuyait son opinion d'un certain nombre de faits authentiques.

Ce serait, peut-être, l'occasion d'expérimenter l'action stupéfiante de l'éther : j'y trouverais moins d'inconvénient que dans un accès de choléra algide, et cependant, je ne dois pas taire que dans les faits

isolés de choléra sporadique ou de violente cholérine recueillis l'été
dernier dans nos hôpitaux, au moment des fortes chaleurs, l'emploi
de l'éther ne s'est pas montré favorable, ce qui n'a rien, au reste, de
bien surprenant pour quiconque réfléchit que l'épuisement du système nerveux est le symptôme dominant des affections cholériques.

Mais si la liberté d'action reste plus entière encore pour le praticien, lorsque l'influence épidémique ne fait que s'ajouter, comme
épiphènomène, aux symptômes d'une autre maladie, comme cela s'est
rencontré bien souvent pendant l'épidémie de 1832, il n'en est plus
de même en présence d'une attaque de choléra asiatique.

CHOLÉRA.

Période Algide.

L'état Algide me semble exprimer le *summum* de gravité du choléra asiatique : je le trouve tellement mis en évidence dans les deux
observations que j'ai publiées, *Bulletin général de thérapeutique*
(30 mai 1832) que pour en donner une idée complète, je crois devoir
les citer l'une et l'autre : ces observations auront de plus l'avantage
de nous démontrer que la guérison peut être obtenue dans les cas
même où tout semble se réunir pour la rendre impossible.

PREMIER FAIT.

« Le 31 mars 1832, dans l'après-midi , fut reçue au n° 16 du pa-
« villon Gabrielle (service d'Alibert) , la nommée Laplanche , dévi-
« deuse, âgée de 39 ans; cette femme avait depuis huit jours une
« diarrhée abondante, lorsque dans la nuit du 30 au 31 , elle fut prise
« tout-à-coup de nausées, de vomissements, du sentiment d'une
« barre douloureuse à la base de la poitrine, de crampes violentes
« dans les membres, surtout les inférieurs : plus tard, les extrémités
« se refroidirent, les téguments, surtout ceux du visage, se cyano-
« sèrent, les vomissements et les déjections devinrent continuels, la

« prostration extrême : à son entrée à l'hôpital, on aurait pu la pren-
« dre pour un cadavre, incapable du moindre mouvement volon-
« taire, la tête et les membres conservent la position qu'on leur
« donne ; la respiration est suspendue, le pouls tout à fait insensible ;
« la bouche entr'ouverte, laisse par intervalle échapper un cri plain-
« tif aussitôt étouffé que formé ; langue humide et froide, peau du
« visage d'un bleu foncé, ridée et fortement appliquée contre les os ;
« yeux excavés et convulsés, extrémités glacées, peau des doigts com-
« plètement dépourvue d'élasticité, une odeur *sui generis*, et fort
« désagréable s'exhalait de tout le corps ; on pouvait douter, au
« simple aspect, si cette femme n'avait pas perdu tout sentiment.
« La matière des selles rendues peu d'instants après son entrée est
« infecte, d'un blanc sale, et de la consistance d'une bouillie claire. »

Cette malade, couchée dans un lit bassiné, entourée d'alaises
chaudes, les jambes couvertes de synapismes, les bras et le tronc
frottés d'eau-de-vie camphrée, n'en conservait pas moins son insen-
sibilité ; les parties en contact avec les corps chauds se laissaient pénétrer par le colorique, comme l'auraient fait des masses inertes, et
le principe de la vie semblait les avoir quittées pour toujours ; certain
que, dans un cas aussi grave, on ne pouvait recourir à des moyens trop
énergiques, nous décidâmes avec l'interne de garde qu'on promène-
rait sur la région du cœur le plat d'un marteau fortement chauffé
dans l'eau bouillante : la douleur fit jeter un léger cri à la malade, et
la tira de son profond anéantissement : bientôt, on put distinguer les
battements du cœur, et retrouver les pulsations de la radiale. Le retour de la respiration s'annonça par de légers mouvements du thorax.
Alors, et par suite d'une idée préconçue que j'indiquerai bientôt,
on appliqua trente sangsues à l'anus. Deux heures après vint Alibert,
qui soumit la malade au traitement qu'il avait cru devoir adopter
pour cette grave circonstance, et dont il obtint un succès complet.

Avant de faire connaître ce traitement, je tiens à donner l'observation d'une seconde malade, entrée peu d'instants après la première,
et qui fut couchée au n° 11 du pavillon Gabrielle :

« Il s'agit d'une femme de cinquante deux ans, qui depuis une

« douzaine de jours avait un dévoiement assez abondant qu'elle ne
« cherchait pas à combattre, lorsque, dans la nuit du 29 au 30 mars,
« elle fut prise, tout-à-coup, de vives douleurs dans les membres, de
« nausées et de vomissements. On s'empressa de l'entourer de linges
« chauds, de lui faire boire du thé, mais ees soins n'empêchèrent pas
« les crampes de devenir de plus en plus douloureuses ; il en fut de
« même des vomissements et des selles ; le refroidissement s'empara
« des téguments, les forces se perdirent et la malade fut apportée à
« l'hôpital dans l'état suivant : faiblesse extrême, difficulté des
« moindres mouvements ; peau du visage et des extrémités glacée et
« fortement cyanosée ; pas la moindre pulsation à l'artère radiale ; on
« distingue un peu celles de la carotide et les battements de cœur ;
« les yeux sont profondément excavés, mais non convulsés ; la langue
« est violacée, humide et froide ; la malade répond avec lenteur et dif-
« ficulté aux différentes questions qu'on lui adresse ; le son de sa voix
« est *grêle* et *fêlé ;* les mouvements du thorax sont obscurs ; les traits
« dénotent beaucoup d'abattement, mais rien n'annonce l'anxiété ;
« la matière des vomissements rendue peu de temps après l'entrée
« de la malade est blanchâtre, d'une odeur fade, et semblable à du
« riz qui a bouilli ; chez cette malade, les frictions alcooliques, ai -
« dées des synapismes aux extrémités, et des applications de linges
« chauds ayant, au bout de quelque temps, provoqué une légère réac-
« tion, nous ne crûmes pas nécessaire de recourir à la cautérisation
« précordiale. Au bout d'une heure, le doigt distinguant la pulsation
« de la radiale, nous fîmes appliquer trente sangsues à l'anus. J'ajoute
« de suite, que cette malade, soumise comme la précédente au trai-
« tement d'Alibert, sortit parfaitement guérie après avoir subi, tou-
« tefois, les fatigues d'une assez longue convalescence. »

Il me serait facile de joindre à ces deux faits beaucoup d'autres observations, et de les grouper de manière à ce que chacune d'elles
représentât un degré différent de choléra ; mais ce travail offrirait
beaucoup moins d'intérêt qu'il ne le semble au premier abord ; car,
il n'en est pas des désordres qu'entraîne une infection épidémique,
comme de la marche ordinaire d'une simple inflammation organique.

La science, il faut l'avouer, n'a pu, jusqu'ici, pénétrer ni connaître la nature intime du principe cholérique, bien que la maladie elle-même soit évidemment mieux étudiée dans ses principaux caractères, et qu'il y ait aujourd'hui possibilité de la combattre par un certain ordre de moyens d'une incontestable utilité.

Alibert, en présence de ce cruel fléau étranger à notre siècle, et ne pouvant conséquemment en appeler à l'expérience contemporaine, voulut savoir si la médecine ancienne ne lui prêterait pas le secours de ses traditions. Le succès couronna ses laborieuses recherches; Torti, dans son Traité des fièvres pernicieuses, lui offrit, sous le titre de Fièvre intermittente-cholérique pernicieuse, un tableau frappant de la maladie qu'il avait sous les yeux; ainsi, la sidération des forces, le froid subit, la suppression de la circulation; cet auteur signale également les vomissements et les déjections cholériques; il ne restait donc plus, pour compléter l'analogie, qu'à chercher dans la suite de la maladie, le caractère rémittent; or, l'essence de ce caractère se retrouve : dans la concentration violente des forces vitales, que dénote le refroidissement de la périphérie, et dans le retour de chaleur ou période de réaction qui caractérisent le début de toutes les attaques de choléra. Il ne manque, pour achever la similitude, que le retour de l'attaque; mais ne peut-on pas dire que la première a été d'une violence telle, qu'elle a bouleversé les mouvements habituels de l'économie ; d'ailleurs, il s'est rencontré des cas de choléra dans lesquels il y a eu évidemment rémittence et récidive. Telles furent les considérations qui fixèrent Alibert dans le choix de sa médication. J'ai consigné dans plusieurs journaux du temps les résultats heureux qui justifient de son emploi, et je peux ajouter qu'il m'a été possible de proclamer des guérisons à une époque où la plupart des autres méthodes échouaient complètement. Voici quel est le traitement d'Alibert :

1° Dans les vingt-quatre heures, douze pilules de sulfate de quinine, de chacune 0,05 (5 centigrammes), mais à doses d'autant plus faibles et plus éloignées, qu'on est moins près du début de la maladie; ainsi, d'abord, trois pilules, puis une heure après, deux pilules ; ensuite, de deux heures en deux heures, deux nouvelles pilules, jusqu'à ce qu'on ait épuisé la dose.

2° Pour boisson, soit du vin de quinquina, soit une décoction de cette écorce dans les proportions de 8 grammes de plante pour un litre d'eau, qu'il faut laisser bouillir à un feu modéré, pendant 20 minutes; la dose pour chaque demi-heure est une cuillerée à bouche de vin, ou bien un demi-verre de décoction ; dans l'intervalle, de la limonade tartarique ou sulfurique.

5° De six en six heures, un demi-lavement préparé avec une décoction de quinquina, dans laquelle on fait dissoudre 4 grammes de camphre. A cette médication interne, Alibert ajoutait les moyens les plus capables de réchauffer les malades. Telle fut sa thérapeutique pendant toute la première période de l'épidémie.

Maintenant il nous faut en étudier les effets sur nos deux premières malades, qui offrent l'une et l'autre à un si haut degré tous les symptômes du choléra asiatique : peu d'heures après avoir été soumises au traitement que je viens d'indiquer, nous vîmes se manifester un état de réaction bien marqué. Les crampes commencèrent à se faire sentir chez la malade du n° 16 (ce symptôme était un signe évident du retour de la sensibilité) et à devenir, au contraire chez l'autre, plus éloignées et moins douloureuses : la face prit une teinte d'un rouge violacé; les yeux paraissaient moins enfoncés dans l'orbite, les lèvres s'étaient colorées, les efforts de vomissement semblaient moins pénibles ; quelques stries verdâtres tranchaient sur le blanc-mat des matières vomies; le dévoiement seul n'était pas modifié. La nuit elles eurent quelques heures de sommeil.

Le lendemain l'amélioration se montra plus prononcée. La malade du n° 11 se disait elle-même beaucoup mieux, chez elle la circulation était parfaitement rétablie, les vomissements rares, bilieux et peu pénibles; la voix toujours fêlée, avait repris de la force; la malade répondait volontiers à toutes les questions; elle accusait toujours un grand dévoiement et une soif ardente; la décoction de quinquina calmait tout aussi bien son altération que la limonade, ce ne fut que quelques jours plus tard qu'elle donna la préférence à la boisson acidulée. J'ajouterai que le dévoiement fut l'unique symptôme dont on eut de la peine à triompher (n'oublions pas qu'il existait depuis douze jours, au moment de l'attaque du choléra); on ne lui apposa que des demi-lavements de quinquina camphrés; cette malade eut une longue convalescence, ce qu'explique, selon moi, l'état antérieur du tube digestif; son régime dut rester sévère, il n'est survenu chez elle aucun accident consécutif, elle sortit parfaitement guérie dans les derniers jours d'avril, et au moment de cette sortie, le timbre de la voix conservait encore quelque chose de son caractère morbide.

Chez la femme Laplanche (n° 16), l'injection de la face qui s'étendait jusqu'aux deux conjonctives, nous fit craindre d'abord une réaction trop forte, le calme de l'appareil circulatoire finit cependant par nous rassurer, les mouvements avaient cessé d'être automatiques; la malade répondait avec justesse, sa voix était enrouée : elle accusait beaucoup d'ardeur dans la région de l'estomac, demandait à boire à chaque instant, se plaignait de ses crampes, et désespérait de sa position. Les vomissements avaient conservé de la fréquence, mais les matières vomies prenaient déjà une teinte verdâtre, elle buvait indifféremment la décoction de quinquina et la limonade, rejetait quelquefois l'une et l'autre, et conservait bien les pilules de sulfate de quinine. Le dévoiement, combattu par les demi-lavements de quinquina camphré, céda plus vite que chez la malade du n° 11; mais les vomissements se montrèrent plus opiniâtres, malgré l'énergique dérivation que devait produire une assez large plaie située au-dessous du sein gauche, et occasionnée par la cautérisation pratiquée quelques instants après l'entrée de la malade.

Pendant quelque temps, il nous fallut lutter contre un état de surexcitation générale qui prenait chaque jour plus d'intensité; le pouls était devenu plus rapide, la langue rouge et sèche, l'injection oculaire et faciale plus prononcée; il y avait de la somnolence : la malade paraissait plus indifférente à tout ce qui se passait autour d'elle ; comme le dévoiement et les vomissements se trouvaient alors complètement arrêtés, M. Alibert, qui ne pouvait méconnaître un état typhoïde imminent, se contenta de modifier sa médication de la manière suivante : le sulfate de quinine fut supprimé ; à la décoction on substitua le vin de quinquina (5 cuillerées dans la journée) ; on prescrivit des demi-lavements émollients, l'application de deux vésicatoires aux cuisses, et la limonade pour boisson habituelle. La malade, après être restée une semaine dans un état à peu près stationnaire, nous offrit des symptômes plus rassurants, et j'ajouterai, pour éviter les détails inutiles, qu'une fois entrée en convalescence, elle n'éprouva aucun accident consécutif. La femme Laplanche sortit dans les derniers jours d'avril avec de l'appétit, des forces, et ne se plaignant que de la plaie du sein dont une petite étendue restait à cicatriser.

J'ai voulu donner avec détail ces deux observations, parce qu'elles réunissent, l'une et l'autre au plus haut degré de gravité, les symptômes caractéristiques du choléra algide ou asiatique, parce que la guérison des deux malades qui en sont l'objet, est le meilleur argument à faire valoir en faveur d'un traitement dont les premiers essais répondent si merveilleusement aux espérances du praticien.

(Il n'est point ici question d'un symptôme qui nécessairement existait chez nos deux malades, car je l'ai constamment observé depuis, et dans une foule de cas infiniment moins graves, je veux parler de la diminution et même de la cessation complète des sécrétions urinaires.)

Ces deux observations nous prouvent, en outre, qu'il ne faut pas désespérer de l'état d'un cholérique, tels graves que soient les symptômes qu'il présente ; car si la malade du n° 11 conserve, à son entrée, une partie de sa connaissance, si des battements obscurs se distinguent encore dans le cœur et les carotides, il n'en est plus de même de celle couchée au n° 16 : elle nous fut amenée dans un état vraiment désespéré, *sicut et cadaver*.

Je me rappelle avoir rencontré cette femme quelques années après cette cruelle épreuve ; elle conservait sur la physionomie des empreintes manifestes du masque cholérique.

Le traitement de Torti fut employé dans les salles d'Alibert, pendant la première quinzaine de la durée de l'épidémie ; dans les cas extrêmes, il constituait toute la médication interne; nous donnions également le quinquina aux malades moins gravement affectés ; mais chez lesquelles on ne pouvait méconnaître l'influence cholérique, et cela, dans la pensée de combattre et de détruire le principe même de cette influence.

Du reste, l'uniformité du traitement, je dirai même au sujet des cas les plus graves, son caractère exclusif s'effaçaient à mesure qu'on voyait disparaître les symptômes caractéristiques de l'infection épidémique.

Une fois la réaction obtenue, la méthode anti-cholérique cédait ordinairement la place à la médecine ordinaire, et l'on s'attachait à combattre les symptômes pathologiques les plus saillants; ainsi, contre les dévoiements opiniâtres, accompagnés de sensibilité dans le trajet du gros intestin, les sangsues à l'anus, les émollients et les opiacés; contre ceux qui semblaient, au contraire, dus à l'atonie de la muqueuse, les lavements répétés de quinquina, auxquels on ajoutait avec beaucoup d'avantage 4 grammes de thériaque ou de diascordium ; contre les vomissements, et selon les cas, les sangsues ou les vésicatoires à l'épigastre; à l'intérieur, les gommeux, l'éther, les opiacés, les infusions théiformes et quelquefois l'eau fraîche pure. Quant aux symptômes typhoïdes, dont j'ai déjà eu l'occasion de dire un mot, ils méritent une attention toute particulière, et j'y reviendrai bientôt.

Avant de passer outre je dois dire que la majeure partie des faits, publiés récemment sur le choléra, sont en faveur du traitement d'Alibert; car, s'il est incontestable que le miasme cholérique a perdu de son abondance, on ne peut nier cependant la rapidité de ses ravages chez la plupart de ceux qu'il attaque : quelques heures suffisent, dans bien des cas, pour éteindre tout sentiment. Le quinquina, par l'énergie de sa tonicité et la durée de son action, reste donc pour moi le médicament par excellence qu'il convient, en pareil cas, d'administrer au malade concurremment avec les moyens les plus propres à hâter la réaction : mais, comme la forme pilulaire se prête difficilement à la déglutition chez des malades dont les muscles sont réduits à un état plus ou moins complet d'inertie, je propose d'administrer le sulfate de quinine de la manière suivante ;

Prenez : Infusion de café grillé (café noir).............. 100 gramm.
       Sulfate de quinine .... 1 gr.
       Eau de rabel........................... 15 gouttes.
       Sucre................................ q. s.

Dose : Une cuillerée à bouche d'heure en heure et même chaque demi-heure, chaud ou froid, selon les dispositions de l'estomac.

Cette potion réunit plusieurs avantages : l'infusion de café, facile à faire, qui lui sert d'excipient est, comme chacun sait, un excellent digestif : elle possède en outre la singulière propriété de faire perdre au sulfate de quinine la presque totalité de son amertume tout en lui laissant son action tonique et fébrifuge : quand à l'eau de rabel, je la crois utile pour tenir en constante dissolution le sulfate de quinine. Il reste entendu qu'on donnera dans l'intervalle des cuillerées de potion, soit la limonade minérale, soit la décoction de quinquina, dont il est parlé ci-dessus.

Période saburrhale.

Après une première phase de l'épidémie dont la durée ne dépassa pas quinze jours, le mal sembla perdre de sa violence et *l'état algide* cessa d'être l'expression habituelle de son influence redoutable ; la plupart des malades, bien que souvent encore très gravement atteints, présentaient des symptômes différents de ceux précédemment signalés; on retrouvait comme signes caractéristiques, les vomissements, les déjections, les crampes; mais la cyanose de la face et des extrémités, perdait généralement de son intensité; au lieu de ce froid glacial, de cet anéantissement profond, contre lesquels n'échouaient que trop souvent les efforts les plus énergiques et les mieux dirigés, il y avait presque toujours possibilité de reconnaître que la circulation artérielle n'était pas complétement suspendue. La réaction s'obtenait plus rapidement et avec plus de facilité : cette facilité de réaction devint elle-même, pour beaucoup de malades, un danger nouveau, en raison de la fréquence des congestions organiques qui en furent la conséquence. Quoi qu'il en soit, à l'époque que je rappelle, la maladie laissait au médecin le temps de peser sa médication, et au remède celui d'agir.

L'état de la langue s'était notablement modifié ; une couche saburrhale plus ou moins épaisse s'étendait à toute sa surface : ce dernier caractère fut celui qui fixa par dessus tout l'attention d'Alibert : saisissant l'indication particulière qu'il était naturel d'en tirer, il n'accorda plus aux préparations de quinquina qu'une importance secondaire, et il fit subir à son premier traitement les modifications suivantes :

Le malade prenait à son entrée, 0,80 (80 centigrammes) de poudre d'ipécacuanha, en deux doses égales et à une heure d'intervalle. Chaque dose était délayée dans un demi-verre d'eau sucrée et aromatisée avec une ou deux cuillerées à café d'eau de fleurs d'oranger. Aussitôt que le médicament commençait à agir, on faisait boire, en abondance, de l'eau tiède pour rendre les vomissements plus faciles et moins douloureux : le lendemain, on administrait 0,05 (5 centigrammes) d'émétique en lavage et ce n'est que le troisième jour qu'on en revenait à l'usage du quinquina : de toutes les préparations faites avec ce précieux tonique, le vin est celle qui alors nous réussit le mieux. On alternait avec une boisson acidulée et rafraîchissante.

Telles sont les bases du second mode de traitement qu'Alibert opposa, avec d'incontestables succès, à cette période particulière de l'épidémie qui se substitua au bout d'une quinzaine de jours à la période algide, et qu'en raison des symptômes offerts par les premières voies digestives, j'appelle *saburrhale*; les sujets les plus gravement affectés furent seuls soumis à la double action de l'ipécacuanha et de l'émétique ; à ceux qui se trouvaient atteints à un moindre degré, Alibert administrait l'un ou l'autre seulement de ces vomitifs, et le choix de la substance se réglait d'après certaines conditions morbides qu'il est utile de faire connaître ; ainsi, la poudre d'ipécacuanha était donnée de préférence au malade qui se présentait avec les extrémités refroidies et le pouls très affaibli, lorsqu'en même temps la matière des déjections et des vomissements était séreuse et très abondante ; quand, en un mot, tout annonçait que le principe délétère opprimait fortement l'économie : dans ce cas, on s'empressait d'adjoindre l'action dérivative des stimulants cutanés.

On réservait, au contraire, l'émétique pour les malades dont les vomissements et les déjections offraient une teinte bilieuse, chez lesquels la température de la peau et l'état du pouls dénotaient un commencement de réaction ; avec ces derniers malades, les excitants externes devenaient moins utiles ; aussi se bornait-on généralement à l'usage des boissons désaltérantes ; cette médication par les évacuants dissipait, comme par enchantement, la prostration occasionnée par l'intensité des souffrances physiques et l'abondance des sécrétions. Si la diarrhée restait comme unique symptôme persistant, Alibert conseillait les demi-lavements d'infusion de camomille, répétés deux et trois fois par jour, avec addition pour chacun d'un gramme de laudanum de Sydenham, ou 1/2 gramme de celui de Rousseau ; enfin, aux symptômes typhoïdes, qui se montraient alors chez un plus grand nombre de malades, ce médecin continuait d'opposer avec le plus grand succès les vésicatoires sur les extrémités inférieures et le vin de quinquina.

Ce fut dans cette seconde phase de l'épidémie, appelée à bon droit Saburrhale, que j'eus, l'un des premiers, occasion de signaler comme épiphénomène *d'apparence critique*, une éruption miliariforme dont la brusque apparition coïncida presque toujours avec le début de la convalescence.

» Le premier exemple nous en fut offert par une jeune fille de « 17 ans, entrée, le 9 avril, avec tous les symptômes d'un choléra

« intense traité avec succès par l'ipécacuanha et l'émétique en la-
« vage: mais aux symptômes cholériques succédèrent bientôt des
« phénomènes nerveux graves auxquels on opposa le vin de quin-
« quina et les vésicatoires des extrémités inférieures : après trois
« jours de ce nouveau traitement, survint tout-à-coup une amélio-
« ration très sensible; la langue s'était humectée, la somnolence
« avait presque entièrement disparu, la malade répondait facilement
« à toutes les questions : surpris de cette transformation inatten-
« due, nous découvrîmes, en voulant connaître l'état du pouls, sur
« les mains et les avant-bras, une multitude d'élevures lentiformes,
« d'un rouge peu intense, entourées d'une auréole, et qu'accom-
« pagnait un sentiment de chaleur âcre et brûlant; cette éruption
« ne pouvait être le résultat des applications synapisées, puisqu'elle
« existait également sur la poitrine, le ventre et les cuisses, toutes
« régions qui n'avaient pas été mises en contact avec la moutarde.
« Aujourd'hui encore, je n'hésite pas à lui reconnaître un caractère
« franchement critique et dépurateur. »

Les jours suivants, une éruption semblable se développa chez
deux autres malades : l'une âgée de soixante ans, l'autre de trente.
Toutes deux avaient été traitées par l'ipécacuanha et l'émétique.
Chez ces femmes, une amélioration très soudaine et également
marquée, coïncida avec la manifestation de cette espèce d'exan-
thème; le caractère éruptif n'était pas partout identiquement le
même : ainsi, à côté d'une papule conoïde et pleine, s'en trouvaient d'autres surmontées d'une gouttelette séreuse ou purulente :
tantôt, les auréoles étaient distinctes; d'autres fois, les boutons se
trouvaient si petits et si rapprochés, qu'il y avait confusion des
auréoles, et formation d'une plaque érythémateuse commune.

Cet épiphénomène put être étudié chez un grand nombre de malades, et jusque dans des cas de simple cholérine. Toujours, je le
répète, son apparition était l'indice de la convalescence, ou pour le
moins, d'un amendement marqué.

Comment, en pareil cas, se refuser à lui reconnaître un caractère critique? Je dirai même que le souvenir de cette remarquable

coïncidence ne doit pas être perdu pour le praticien : je n'hésiterais pas, quant à moi, à suivre le procédé de la nature en soumettant la peau, dans des cas analogues, à un moyen quelconque d'urtication, tel qu'en peuvent fournir l'huile de croton, la pommade de gondret, etc., etc.

Je crois utile, avant de passer outre, d'appeler quelques instants encore l'attention sur la méthode évacuante d'Alibert, dans la période saburrhale de l'épidémie cholérique de 1832.

Le malade avait, le premier, conscience de l'heureuse modification imprimée à l'économie. Dès que l'ipécacuanha commençait son effet, la nausée devenait moins pénible, les efforts des vomissements moins douloureux ; la poitrine semblait se desserrer et se détendre.

L'observateur ne tardait pas lui-même à remarquer d'autres signes d'amélioration. La matière des vomissements qui souvent était restée jusque-là blanchâtre et insipide, prenait de l'amertume et une teinte verdâtre plus ou moins prononcée ; parfois même, on la trouvait tout-à-fait noire, ce qui tenait à l'exhalation d'une certaine quantité de sang. Un fait remarquable, c'est qu'en général, lorsque sous l'influence de l'ipécacuanha les vomissements étaient devenus plus abondants, les déjections alvines ou cessaient complètement, ou du moins diminuaient beaucoup. Je n'ai pas aussi souvent observé la condition inverse. Le dévoiement cédait chez beaucoup de malades, en même temps que le vomissement ; parfois aussi, l'ipécacuanha restait sans influence sur le flux diarrhéique.

Du reste, l'amélioration ne se bornait pas aux signes que je viens d'indiquer : les yeux prenaient de l'expression, le moral se relevait ; chez certains malades, quelques heures suffisaient pour faire entièrement disparaître les traces de cyanose qu'ils offraient à leur entrée. A la froide sécheresse des téguments et à l'angoisse générale, succédaient l'élévation du pouls, la chaleur de la peau, et souvent même une légère moiteur accompagnée d'un paisible sommeil. La réaction se manifestait la plupart du temps avant qu'on eut appliqué aucun excitant externe ; tels étaient le premier jour les effets les plus ordinaires de la médication.

Le lendemain, celles de nos malades qui la veille avaient été soumises à l'ipécacuanha, accusaient un sentiment de lassitude épigastrique plus ou moins prononcé : mais les sujets qui s'en plaignaient davantage n'éprouvaient plus ni nausées ni amertume de la bouche, et de tous les accidents antérieurs, il ne leur restait le plus ordinairement qu'un peu de dévoiement et une vive altération ; la langue offrait parfois de la sécheresse et de la rougeur, la région épigastrique de la sensibilité, ce qui n'empêchait pas le pouls de redevenir régulier; Alibert ne voyant, dans ces légers troubles de la moitié supérieure du tube digestif, qu'un effet des efforts violents et répétés de vomissements, s'empressait de mettre les malades au vin de quinquina (deux ou trois cuillerées à bouche dans les vingt-quatre heures) et à la limonade vineuse. Sous l'influence de ces toniques, on voyait disparaître la diarrhée, la lassitude épigastrique, l'altération, la faiblesse du pouls et renaître l'appétit et les forces.

Mais, je ne saurais trop le répéter, Alibert, tout en prenant les vomitifs pour base de sa médication dans la période saburrhale, leur adjoignait fort souvent d'autres agents thérapeutiques ; ainsi, les opiacés, les vésicants externes, les émissions sanguines : ces dernières, toutefois, ont presque toujours été locales et peu abondantes : la veine fut rarement ouverte.

Symptômes typhoïdes consécutifs des attaques du Choléra.

J'ai rappelé que des symptômes typhoïdes ont été observés chez un grand nombre de cholériques : il importe de bien s'entendre au sujet de cette énonciation : je ne veux pas dire qu'on a eu à constater, dans le cours de l'épidémie de 1832, un état tout à fait identique à celui qui caractérise nos fièvres typhoïdes graves, car cette opinion se trouverait démentie par la comparaison des symptômes et des lésions cadavériques. Je désire seulement fixer l'attention sur un état d'épuisement général, sur une forme adynamique dont les premiers signes suivaient habituellement de près ceux de la réaction, qu'on ne pouvait attribuer à l'effet des préparations narcotiques, puisqu'on l'observa chez de nombreux sujets, n'en ayant fait aucun usage, et qui entraîna la perte de la moitié peut-être des malades chez lesquels il s'offrit avec un certain degré d'intensité.

Quelle que fut l'époque de sa manifestation, cette forme adynamique avait pour *caractères* un collapsus général, malgré l'existence d'une chaleur sensible à la peau et le rétablissement plus ou moins complet de la circulation ; une langue ordinairement sèche et teinte en jaune par la bile des vomissements, rarement rouge, large, arrondie à sa pointe, exempte de ces fuliginosités si constantes et si abondantes dans les fièvres graves, et dont cependant on retrouvait quelques traces sur les dents et les lèvres ; un peu de sensibilité épigastrique ou abdominale sans météorisme et avec le ventre plutôt rentré que saillant.

Toute l'attitude indiquait une prostration profonde, avec un certain degré de stupeur de la face ; cette dernière région reflétait, en outre, une expression de douleur qu'on rencontre rarement dans les fièvres typhoïdes ordinaires ; les malades conservaient, d'ailleurs, toute leur intelligence : on les rappelait facilement à eux-mêmes ; une simple question suffisait pour les tirer de l'état de somnolence continuelle où ils tombaient, par suite de la persistance des accidents, et ils finissaient par s'éteindre tranquillement.

On a dit à tort que cette forme adynamique était plus fréquente dans les services où le traitement du choléra avait pour base principale les excitants. On l'a rencontrée chez des sujets traités par les méthodes les plus différentes, et les malades attaqués du choléra avec le plus de violence étaient ceux qui s'y trouvaient le plus exposés. Dans cette forme, aucun organe important ne paraissait affecté d'une manière spéciale ; j'ajouterai qu'au-delà d'un certain degré, le danger était à peu près le même que dans la période algide, et les moyens qui nous ont le plus puissamment aidés à prévenir une terminaison funeste sont encore les préparations de quinquina, joints aux révulsifs externes.

Telles sont les principales formes pathologiques qu'il m'a été facile de constater et d'étudier pendant l'épidémie cholérique de 1832.

J'ai fait connaître les différentes méthodes de traitement qu'Alibert leur opposa, et que vinrent promptement justifier de nombreux et d'incontestables succès; il me reste, pour compléter ce travail, à dire quels soins exige la convalescence des cholériques, et par quelles précautions on a le plus de chance de se garantir contre l'influence épidémique; mais avant de traiter ces deux importantes questions, je tiens à exposer, en peu de mots, mon opinion sur le degré d'utilité des évacuations sanguines dans le traitement du choléra, et sur le choix du meilleur procédé pour rappeler la chaleur et la circulation chez les cholériques.

Évacuations sanguines dans le Choléra.

J'ai dit en rapportant l'observation de la première cholérique reçue dans le service d'Alibert, que ce fut par suite d'une idée préconçue qu'on lui fit une application de sangsues à l'anus, avant que la réaction ne se fut franchement dessinée; c'est qu'alors, je croyais à la présence de l'irritation dans le tube digestif. L'autopsie des premières victimes de l'épidémie ne tarda pas à me convaincre que, dans la période algide, la muqueuse gastro-intestinale, bien que fortement congestionnée, ne présente d'autres traces d'inflammation que celles qui peuvent résulter d'altérations plus anciennes, et qu'il est, en conséquence, préférable de rappeler à la périphérie, au moyen d'une méthode dérivative énergique, le sang qui engoue les organes internes; la saignée reprend son utilité, lorsqu'il s'agit de s'opposer aux écarts d'une réaction irrégulière ou trop vive; on sait, du reste, que dans les premiers moments, il serait presque toujours inutile d'ouvrir la veine, puisqu'il existe une suspension complète de la circulation générale, et je craindrais, d'ailleurs, en pareils cas, qu'une syncope, qui viendrait ajouter son atonie à la prostration déjà si grande de tout l'organisme, ne rendit cette dernière presque inévitablement mortelle.

Alibert ne s'est fait aucune illusion sur le peu d'utilité des évacuations sanguines, en présence de l'inertie fonctionnelle et de l'oppression nerveuse qui caractérisent tous les accès violents de choléra. Nous savons aujourd'hui combien était fondée cette opinion d'Alibert; et celui qui conserverait, à cet égard, le moindre doute, n'aurait, pour se convaincre, qu'à consulter les statistiques du Val-de-Grâce pendant l'épidémie cholérique de 1852.

Procédés de calorification chez les Cholériques.

Les briques chaudes obtinrent pendant quelques jours, dans le service de Biett, à l'hôpital Saint-Louis, une grande vogue comme moyen de rappeler la chaleur et la circulation des cholériques. Bientôt, cependant, ce médecin leur substitua les bains de vapeur, qui ne tardèrent pas eux-mêmes à être remplacés par le retour aux applications synapisées, et plus particulièrement encore aux frictions stimulantes : on a beaucoup vanté les bons effets du calorique que dégage un morceau de chaux vive imbibé d'eau, et qu'on laisse séjourner quelque temps dans le lit du malade. Quoi qu'il en soit de la valeur de ce procédé, et de ceux qui s'en rapprochent, je n'hésite pas à leur préférer l'usage des frictions : le mouvement d'une main exercée ajoute beaucoup à l'action des substances excitantes qu'on emploie : en élevant la température de ces substances, on les rend plus pénétrantes encore. Il est facile de se rendre compte de l'énergie d'action du vin chaud, de l'eau-de-vie chaude, etc. ; mais, je le répète, les frictions ne prennent toute leur efficacité que lorsqu'elles sont étendues à toute la surface des membres et du tronc, et que des mains habiles et dévouées au malade les exécutent avec une énergique persévérance. Aussi, dirai-je avec un excellent confrère : « Dans une attaque de choléra, je veux près de moi, au lieu d'un « médecin qui raisonne, un praticien zélé qui agisse; je demande, « pour me frictionner, des mains plus désireuses de mon salut que de « ménager leurs forces. »

CONVALESCENCE DES CHOLÉRIQUES.

Il ne suffit pas que la science ait triomphé des désordres qui ac-
compagnent ou suivent une violente attaque de choléra ; le profond
ébranlement que celle-ci imprime à toute l'économie se dissipe rarement avec le dernier symptôme morbide. La convalescence, toujours
longue, est un temps d'écueil pendant lequel le moindre écart peut
entraîner les plus funestes conséquences ; il est donc essentiel d'exposer les précautions dont elle doit être entourée, pour arriver sans
secousse au retour complet de la santé.

La convalescence, cet état intermédiaire à la maladie et à la santé,
qui commence dès l'instant qu'on voit disparaître les symptômes
morbides caractéristiques et finit à l'époque où l'exercice libre et
régulier des principales fonctions se trouve pleinement rétabli, la
convalescence, dis-je, est toujours d'autant plus longue et plus fra-
gile qu'elle succède à une affection plus grave : ne soyons donc pas
surpris des soins assidus qu'exige celle des cholériques : ici, qu'on le
sache bien, quiconque a le malheur de retomber ne se relève plus ;
ce n'est que par une progression lente et laborieuse qu'on arrive au
recouvrement de ses forces ; la plus petite imprudence peut devenir
fatale ; et je ne crois pas trop m'avancer en disant qu'en 1832, un
tiers des décès n'a pas eu d'autres causes que l'indocilité des malades,
ou l'imprudence des personnes chargées de les surveiller.

Il est donc essentiel d'apprendre à diriger la convalescence des
cholériques, si l'on ne veut ajouter à la somme toujours trop grande
des victimes de l'épidémie, celle d'une foule de malades que peuvent
sauver des soins bien entendus.

Le cholérique convalescent porte longtemps encore l'empreinte
du fléau destructeur, auquel pourtant il va échapper : ses yeux restent
excavés, sa paupière inférieure livide, sa voix faible et sépulchrale ;
sa physionomie reflète ses anciennes souffrances ; la face est pâle,
retirée, creusée de larges sillons : tous ces convalescents ont une
extrême susceptibilité ; ils frissonnent aux plus faibles impressions de

l'air ; leurs nuits sont inquiètes, leur sommeil troublé par des rêvasse-
ries. Dans le jour ils éprouvent une pente invincible au sommeil, ils
se disent brisés, heureux de garder le lit et appréhendent la moindre
fatigue ; de temps en temps de légères coliques parcourent le tube
digestif et cèdent à une explosion de gaz par la bouche ou l'anus. Si
l'on touche un peu rudement le ventre, on voit aussitôt des signes de
malaise se dessiner sur le visage ; l'appétit reste encore entièrement
assoupi.

Tel est ce qu'on peut appeler le premier temps de la convalescence,
l'état où se trouvent les cholériques immédiatement après la maladie,
ce stade dure plusieurs jours, et peut s'accompagner des plus graves
orages, car une secousse même légère est susceptible de rappeler tous
les dangers.

Le retour de l'appétit est le signal de l'affermissement de l'organisme et des progrès de la santé. C'est le second temps de la convalescence des cholériques. Avec l'appétit renaissent les forces qui
s'accroissent rapidement sous l'influence de l'exercice plus complet
des fonctions digestives et de la nutrition ; les joues reprennent leur
coloris, les saillies anguleuses de la face s'émoussent et disparaissent,
les excavations se remplissent, on retrouve dans les yeux, dans la
voix, l'expression de la santé, tout enfin rentre dans l'ordre.

La durée de ces deux périodes réunies est toujours de plusieurs
septenaires : c'est un temps pendant lequel, surtout au début, le
convalescent a besoin des soins les plus assidus, de la surveillance la
plus active, et du régime le plus sévère, sous peine de voir survenir
les plus graves inconvénients.

Tout annonce que dans le choléra, le principe vital lui-même est
mis en péril : nous en avons la preuve dans la prostration si grande
des centres nerveux, dans les graves désordres qui émanent du cœur,
et du tube digestif : c'est donc sur l'état des forces radicales de l'économie, sur le mode d'exercice des principaux organes, qu'il faut
avant tout se guider.

Dans la première période de la convalescence, il ne suffit pas de
soustraire le cholérique à l'action des alternatives de la température,

de lui faire éviter le froid des nuits et l'inviter au repos du corps et de l'esprit. Ces préceptes, plus faciles à donner qu'à suivre, sont indispensables auprès des sujets dont nous nous entretenons ; mais ils sont insuffisants, puisqu'ils tendent à les retenir dans la langueur et l'abattement où le choléra vient de les jeter. Il importe de travailler directement à les relever de cet état ; dans ce but, on ne peut suppléer au besoin des toniques ménagés et gradués de manière à ne pas blesser la délicatesse des organes digestifs ; en tête des moyens qu'on doit choisir, se présente encore le quinquina : c'est la substance dont l'irritabilité du tube digestif s'accommode le mieux. Le vin de quinquina est la préparation à laquelle nous donnons la préférence. On l'administre par cuillerées, en commençant par une le matin, et en l'élevant successivement jusqu'à trois par jour ; on fait, en même temps, tenir le malade sur son séant, autant qu'il le peut, et aussitôt que ses forces le lui permettent on le fait lever deux ou trois heures vers le milieu du jour. Des frictions sur les membres, à l'aide d'une flanelle trempée dans une décoction tonique et excitante, comme la teinture de quinquina, etc., secondent l'effet des autres moyens. Enfin, la nourriture, d'abord en très petite quantité, doit être prise parmi les substances les plus digestibles et les moins irritantes. A ces deux titres, le bouillon mérite la préférence. On en fait prendre une ou deux tasses par jour, seul d'abord, ensuite avec une petite quantité de salep ou de pain. C'est par le concours de semblables moyens qu'on voit les forces reprendre rapidement, et la convalescence atteindre sa seconde période.

Au moment où l'appétit se prononce, il importe, tout en continuant de pratiquer les précédentes prescriptions, de redoubler de surveillance ; mais c'est principalement sur le régime qu'il faut porter son attention, car l'appétit des convalescents cholériques s'élève rapidement du premier degré jusqu'à la voracité. L'excès de nourriture auquel ils sont trop souvent entraînés, devient une nouvelle source de rechutes qu'on ne peut éviter qu'en retenant dans de justes limites leur appétence exagérée. Toutefois, il est nécessaire de se relâcher, à cet égard, de la rigueur primitive. Ce sentiment de la faim, qui se déclare, indique la faculté qu'acquiert désormais l'estomac de digérer une nourriture plus substantielle. Les gelées de volaille, l'usage de quelques cuillerées de vieux vin, sont, dès ce moment, parfaitement placés. Les viandes blanches viennent plus tard et toujours après quelques tentatives timides pour essayer l'action digestive. Dans tous les cas, les repas seront plus nombreux qu'abondants, et jamais on ne se permettra de suppléer à leur nombre par la quantité de la nourriture.

Telles sont les bases de la conduite à tenir dans la convalescence des cholériques. Il ne peut être ici question que de règles générales. C'est au médecin à saisir les modifications que peuvent réclamer les cas particuliers.

Moyens prophylactiques rationnels contre l'influence épidémique.

Tout mon désir serait de pouvoir terminer ce travail par l'exposé de quelques indications prophylactiques sûres, et d'une facile application : malheureusement, la science ne possède encore aucun talisman certain contre l'influence cholérique : mais, en dehors d'une garantie positive et constante, ne peut-on demander au raisonnement et à l'expérience, les moyens de multiplier autour de soi les chances d'échapper au fléau ?

C'est ici, pour moi, l'occasion de rappeler les conseils que je donnais à mes compatriotes, dans un voyage que je fis à Moulins-la-Marche en septembre 1832.

Il est démontré, leur disais-je, qu'en général le choléra ne frappe pas indistinctement tous les individus. Les sujets affaiblis par des maladies antérieures, et surtout par des excès habituels, sont beaucoup plus exposés que les autres, et si l'on eût suivi plus scrupuleusement les sages conseils des hommes de l'art, bien moins de familles auraient à déplorer la perte de quelques-uns des leurs.

Les premières précautions à prendre sont des soins de salubrité ; sous ce rapport, des instructions étendues ont déjà été données par les autorités supérieures, et nul doute que le bon vouloir et la sollicitude de nos édiles vont retrouver toute leur énergie et leur activité.

Mais il ne suffit pas que l'autorité surveille et entretienne la propreté des rues et des places publiques, il faut que l'intérieur des maisons soit tenu avec un soin extrême; ne jamais garder ni eaux sales ni viandes gâtées; laver chaque jour les vases et les places d'où s'exhalent des odeurs désagréables, etc. : renouveler fréquemment l'air des appartements; et dans les pièces où manquent les ouvertures nécessaires pour établir des courants avec facilité, on s'en procurera entre la fenêtre ou la porte ouverte et la cheminée, en plaçant dans l'âtre de cette dernière un réchaud de charbon bien allumé.

De fréquentes fumigations avec le genièvre, les pommes de pin, le vinaigre, l'encens, ou autre principe résineux aromatique, ne peuvent qu'assainir l'air des appartements : un moyen plus simple encore d'en modifier avantageusement l'atmosphère, consiste à laisser brûler lentement au milieu des principales pièces, fenêtres et portes étant closes, quelques feuilles de papier. Je crois qu'on ne s'est pas assez rappelé en 1852, les bons effets obtenus à Athènes que décimait une cruelle épidémie, au moyen de feux allumés par le conseil d'Hippocrate, au milieu des rues et des places publiques : il est évident que plus on donne de mouvement aux colonnes d'air qui nous environnent, et plus on multiplie les chances de voir s'éloigner les miasmes délétères qu'elles transportent avec elles.

Le soin des personnes n'est pas plus à négliger; il convient de changer de linge le plus souvent possible; de laver chaque jour avec de l'eau aiguisée d'un peu de vinaigre le visage et toutes les parties sujettes à se salir plus promptement : la prudence exige qu'on se vêtisse chaudement : rien n'est bon, en pareil cas, comme l'usage de la flanelle; et ceux qui en portent habituellement, font bien d'y ajouter des ceintures de même étoffe, assez longues pour couvrir en même temps le ventre et les reins, et protéger plus efficacement toutes ces régions contre le froid : on ne doit jamais exposer à l'air toujours plus frais du matin ou du soir aucune surface de la peau habituellement couverte. C'est pour avoir négligé cette importante recommandation qu'à la recrudescence cholérique de juin ou juillet 1852, j'ai moi-même subi quelques atteintes de l'épidémie.

Il est évident qu'il faut changer de vêtements chaque fois qu'on a été mouillé, ou en transpiration.

J'ai peu de choses à dire, observais-je à mes compatriotes, relativement à votre nourriture ; vos aliments sont simples, tirés des productions de vos champs et de vos jardins, préparés sans art, et par conséquent favorables au maintien de la santé : ne changez donc point votre régime habituel : mêlez seulement un peu de viande à vos légumes : ne mangez que des fruits bien mûrs et en petite quantité ; je ne vois nul inconvénient, pour ceux qui en ont l'habitude, à prendre après leur principal repas une tasse de café ou un peu de liqueur : ces toniques, à doses convenables, ne peuvent que rendre la digestion plus facile ; mais, ce qu'il faut éviter avec le plus grand soin, c'est d'user des alcooliques dans l'intervalle des repas, et surtout, d'en prendre outre mesure ; à Paris, bien des personnes ont été victimes de leur désobéissance à ce sage précepte.

Il faut conserver sa boisson habituelle ; le vin, pas plus que le cidre, l'eau ou la bière, ne peut exercer une influence défavorable ; et à moins que l'estomac ne le réclame, je crois qu'il y aurait plus d'inconvénient que d'avantage à changer, sous ce rapport, ses habitudes.

Mais, nonobstant le régime le plus sage et le plus régulier, il arrive toujours, lorsque règne avec intensité l'influence cholérique, qu'un plus ou moins grand nombre de personnes éprouvent quelques-uns des symptômes de l'épidémie. Ainsi, des coliques, des gargouillements, des pesanteurs d'estomac après le repas, une disposition aux crampes, surtout la nuit : tant que ces malaises sont légers, il n'y a pas lieu de s'en inquiéter : il suffit de diminuer la quantité des aliments, de faire usage d'une boisson légèrement aromatique, telle, l'infusion de camomille, de mélisse, d'anis, de menthe ou de thé noir. Je crois même qu'il est bon et utile de ne point sortir, le matin, avant d'avoir pris une tasse ou deux de l'une ou l'autre de ces infusions. Cette précaution facile peut suffire pour mettre à l'abri des légers inconvénients que je viens de signaler, elle maintient l'estomac dans des conditions plus favorables à la digestion, et donne à toute l'économie une facilité plus grande de réaction.

Mais, lorsque aux symptômes ci-dessus énoncés, se joignent des maux de cœur, de la diarrhée, etc., il y a nécessité de redoubler de précautions : car, je ne saurais trop le répéter, la diarrhée est le symptôme précurseur ordinaire du choléra : il ne faut par conséquent rien négliger pour en arrêter les progrès ; je ne reviendrai pas sur ce que j'ai dit, de l'utilité, en pareil cas, d'une diète absolue, du séjour au lit, des boissons gommeuses aromatisées, des lavements d'amidon avec addition de laudanum, etc. Ce qu'il faut savoir, c'est qu'en général, ces sortes d'indispositions ne doivent pas être abandonnées à elles-mêmes ; qu'on les guérit plus vite en associant les excitants diffusibles aux calmants et aux anodins, et que quelques cuillerées d'une potion, telle que la suivante, facilitent et activent l'action des autres moyens :

Eau de menthe ....)
Id. de tilleul ....) aa— 60 gr.
Teinture de canelle .... 8 gr.
Eau de Rabel .... 4 gr.
Sirop de sucre .... 30 gr.

f. s.

CARACTÈRE CONTAGIEUX.

Je ne terminerai pas sans dire un mot d'une question, qui met en émoi une foule de personnes, il s'agit de la *contagion*.

J'ai l'intime conviction que le choléra n'est point une maladie contagieuse, c'est-à-dire susceptible de se communiquer par le contact : les quelques faits isolés cités à l'appui de l'opinion contraire, ne me paraissent nullement concluants. Pourrait-on, d'ailleurs, conserver le moindre doute à cet égard, quand on se rappelle que parmi les nombreux élèves, attachés dans la capitale au service des cholériques, et au milieu des malades la nuit comme le jour, pas un n'est mort du choléra ? Que sur douze ou quinze cents infirmiers, chargés de l'entretien des salles et de la propreté des malades, ceux-là seuls ont été victimes de l'épidémie, qui, dédaignant les sages conseils qu'on leur renouvelait chaque jour, faisaient un usage immodéré des liqueurs fortes : que personne ne redoute donc d'écouter les inspirations du cœur, et de porter secours à un parent, à un ami. Dans un temps d'épidémie, quand la mort peut frapper à bien des portes, c'est par une vie régulière, la soumission aux conseils de l'expérience, une sage fermeté, et surtout l'empressement à se porter de mutuels secours qu'on parvient à borner et bientôt à éteindre les ravages du fléau destructeur ; le cachet de l'esprit du philosophe, ou la résistance d'une âme stoïque, sont des préservatifs bien plus certains que tous les sachets odoriférants, que tous les flacons surchargés d'éther, ou même de chloroforme, cette récente merveille de la chimie moderne.

FIN.

www.ingramcontent.com/pod-product-compliance
Ingram Content Group UK Ltd.
Pitfield, Milton Keynes, MK11 3LW, UK
UKHW022233070726
13613UKWH00004B/1912